DE LA

SYPHILIS INFANTILE ACQUISE

PAR

Alfred PONTET,
Docteur en médecine de la Faculté de Paris.

PARIS
V. ADRIEN DELAHAYE et Cie LIBRAIRES-EDITEURS
PLACE DE L'ÉCOLE-DE-MÉDECINE.

1878

DE LA

SYPHILIS INFANTILE ACQUISE

PAR

Alfred PONTET,

Docteur en médecine de la Faculté de Paris.

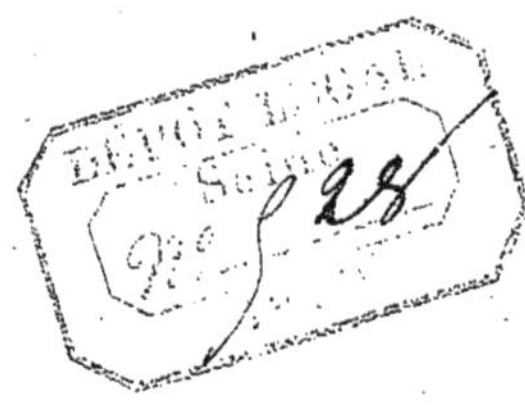

PARIS

V. ADRIEN DELAHAYE et Cie LIBRAIRES-EDITEURS

PLACE DE L'ÉCOLE-DE-MÉDECINE.

1878

DE LA

SYPHILIS INFANTILE ACQUISE

INTRODUCTION.

Nous abordons un sujet qui, — pour être connu, — n'est point encore épuisé. Les observations de syphilis communiquée à l'enfant sont loin d'être rares. Il n'est pas de service d'hôpital où l'on n'en rencontre chaque année un ou plusieurs exemples. D'ailleurs, comme les conditions spéciales dans lesquelles se trouve l'enfant semblent devoir le mettre à l'abri de cette maladie, les causes qui lui transmettent la vérole sont complexes et toujours graves. Enfin la syphilis communiquée à l'enfant constitue toujours une faute, méritant d'être sévèrement jugée, et quelquefois un crime passible des peines les plus rigoureuses. Il est donc bien important de connaître aussi exactement que possible les différentes manière d'être, de la syphilis, chez l'enfant. Il est utile d'étudier en détail les causes qui la lui transmettent. Il est indispensable de scruter le diagnostic de la maladie développée, afin d'éviter, d'une part, des erreurs grossières, et, d'autre part, d'aider la justice dans la recherche des coupables.

C'est ce que nous nous sommes efforcé de faire dans les pages qui suivent. Nous croyons devoir, en passant, adresser à M. le professeur Parrot, à M. Cornil et à M. Fournier, nos remerciements les plus sincères pour la bienveillance avec laquelle ils nous ont prodigué leurs conseils dans ce travail. Heureux si nous avons pu nous montrer à la hauteur de notre tâche, en apportant notre modeste contingent à l'étude d'une question capitale !

Ce n'est pas d'aujourd'hui que la syphilis acquise de l'enfant est connue. Faut-il rappeler, en effet, ce qu'écrivait Torella : « In pueris lactantibus prima infectio apparet in « ore, aut in facie, et hoc accidit propter mammas infectas ?» Ambroise Paré relate (1556) l'observation suivante, très-curieuse à plus d'un titre :

« Une honneste et riche femme pria son mary qu'il luy permist d'être nourrice d'un sien enfant : ce qu'il luy accorda, pourveu qu'elle print une autre nourrice pour la soulager à nourrir l'enfant. Icelle nourrice avait la vérole, et la bailla à l'enfant, et l'enfant à la mère, et la mère au mary, et le mary à 2 autres petits enfants qu'il faisait ordinairement boire et manger, et souvent coucher avec luy, non ayant connaissance qu'il fust entaché de ceste maladie. Or la mère, considérant que le petit enfant ne profitait aucunement et qu'il estait en cry perpétuel, m'envoya quérir pour connoistre sa maladie, qui ne fust difficile à juger, d'autant qu'il estait couvert de boutons et pustules, et que les testons de la nourrice estaient tous ulcérez, etc., etc. » (Livre XIX, chap. II.)

Depuis cette époque, la contamination des enfants par la

nourrice fut trop fréquemment constatée. Lorsque la vaccination s'établit, elle ne fut pas longtemps sans être notée. Dès 1841, on publiait un cas où un enfant infecta par son vaccin 60 autres enfants. Cette question de la syphilis vaccinale devint un fait indiscutable après les travaux mémorables de Viennois, Depaul et Roger.

Mais en dehors de tout allaitement, en dehors de la vaccination, la syphilis peut encore être transmise à l'enfant. Le virus, en effet, peut être déposé accidentellement ou intentionnellement (attentats aux mœurs, viol), et cette question de la vérole transmise à l'enfant mérite encore aujourd'hui, malgré les indications formelles fournies par Tardieu, Toulmouche, etc., d'être soumise à l'étude. C'est pourquoi nous avons entrepris le présent travail.

ÉTIOLOGIE.

Que si, pénétrant dans le détail, on vient à étudier les conditions de transmission de la syphilis à l'enfant, on se trouve obligé de conserver, en l'exagérant encore, la division naturelle que nous avons établie précédemment : ou bien la syphilis est transmise *accidentellement*, ou bien l'infection est *intentionnelle*, c'est-à-dire le résultat de manœuvres honteuses auxquelles l'enfance est en butte dans certaines classes de la société.

A vrai dire, il s'en faut de beaucoup que, dans la pratique, cette division si précise des origines de la syphilis acquise par l'enfant soit aussi nette, aussi tranchée que l'on pourrait croire. Les plus grandes difficultés surgissent à chaque pas quand le médecin veut s'éclairer sur le mode de contagion. Il aborde dans ses questions un sujet délicat, il se heurte souvent à un silence que mille considérations morales expliquent suffisamment, mais qu'il ne faut pas non plus interpréter toujours dans le sens le plus défavorable. D'autres fois, l'observateur qui s'efforce d'élucider la question de l'étiologie de cette syphilis acquise est induit en erreur par les personnes intéressées. Au surplus, bien souvent, — nos observations en font foi après un grand nombre d'autres, — il est parfaitement impossible de savoir la vérité ! Il ne reste plus dès lors qu'à s'en rapporter aux probabilités qui résultent du siége des lésions, de leur aspect, de la marche de la maladie, etc., comme nous le verrons à propos du diagnostic.

Ces préliminaires établis, il nous suffira de rappeler les différents procédés de transmission de la syphilis à l'enfant.

A. — *La syphilis accidentelle* peut se développer à deux époques assez distinctes de la vie de l'enfant pour permettre une division importante : tantôt, en effet, c'est un *nourrisson* qui est contaminé directement ou indirectement par sa nourrice syphilitique, tantôt c'est à une certaine époque de la *seconde* enfance que la syphilis se manifeste. Enfin, à toute période de la vie de l'enfant, la *vaccination* ou la *revaccination* peut devenir la voie d'introduction du virus syphilitique.

Chez le nourrisson, il est nécessaire de tenir le plus grand compte de la possibilité de l'apparition tardive d'une syphilis héréditaire, demeurée latente pendant les premières semaines de la vie. Cependant on admet aujourd'hui, avec la plupart des auteurs, que les manifestations extérieures, cutanées ou muqueuses, de la syphilis héréditaire, peuvent tarder six semaines, deux et même trois mois. Passé ce temps, il est rare que la vérole se manifeste par des lésions imputables à la syphilis héréditaire. Aussi, lorsque chez un enfant de quatre ou six mois on constatera des plaques muqueuses, buccales par exemple, on sera en droit de rechercher ailleurs que dans l'hérédité les sources de ces accidents secondaires.

La question de la syphilis transmise au nourrisson par la nourrice est trop bien connue aujourd'hui pour que nous nous y attardions trop longtemps. Qu'il nous soit permis toutefois de rappeler que ce n'est pas toujours *par l'allaitement* que la contamination a lieu. Parfois, c'est en nettoyant les organes génitaux ou la face de l'enfant avec des objets de toilette dont elle fait usage pour elle-même, c'est par les baisers qu'elle lui prodigue, que la nourrice inocule la vérole à son nourrisson.

Quant à la contamination par le mamelon malade, tous les auteurs s'accordent à reconnaître que c'est là l'origine la plus habituelle de la syphilis acquise du nourrisson. Mais il est digne de remarque que si le chancre ou les plaques muqueuses du mamelon sont la source la plus commune de ces cas encore assez rares de syphilis transmise, il n'en existe pas moins d'autres exemples très-curieux de syphilis transmise par une nourrice saine à son nourrisson. M. Lanceraux (1) rappelle le cas, cité par Bertin, de deux enfants, l'un syphilitique, et l'autre, indemne, allaités par une nourrice saine : le second devenant à son tour malade sans que la nourrice présentât les moindres lésions. Cet auteur admet que l'enfant infecté a déposé sur le sein de la nourrice la matière virulente qui aura servi à infecter le second nourrisson. On pourrait, en effet, se demander si, dans le cas présent, il s'agit vraiment d'une transmission par l'allaitement.

Quoi qu'il en soit, ces cas de *contagion médiate* sont très-

(1) Traité de la syphilis, 1866, p. 635.

rares ; et le plus souvent la cause de la contamination par la nourrice tient soit au chancre, soit aux plaques muqueuses qui, sous l'influence de la succion, ne manquent guère de se développer à la surface ou au voisinage du mamelon (Lancereaux). — Il est inutile de discuter aujourd'hui l'influence plus ou moins fâcheuse du *lait* d'une femme syphilitique. La nourrice infectée infecte le nourrisson, — non pas par le lait, — mais par le contact qu'établit l'allaitement entre l'enfant et la mamelle, lorsque la contagion est directe ; — ou bien, c'est en déposant sur l'enfant le virus syphilitique à l'aide de sa bouche, de ses mains, — ou même par l'intermédiaire d'objets, d'ustensiles divers, d'un usage journalier.

La syphilis a encore pu être communiquée par une éponge de service dans une salle de Maternité ; c'est du moins l'impression qui résulte de la lecture de l'observation suivante, que nous devons à la bonté de notre excellent maître, M. le Dr A. Fournier.

Observ. I. (inédite). — Chancre induré de la vulve chez un enfant de sept semaines. Service du Dr Fournier. Hôtel-Dieu, salle Saint-Antoine, nº 15.

Le 20 décembre 1866, la nommée Marie R..., âgée de sept semaines, nous est amenée par sa mère. Cette enfant présente sur la grande lèvre gauche, et à la face interne, une ulcération arrondie, reposant sur une légère élevure des parties, et maintenant indurée. Cette ulcération, d'où s'écoule un peu d'humeur, est comme taillée à l'évidoir, son fond se continue avec la périphérie ; elle offre de 10 à 12 millim. de diamètre. Une légère couche de pulpe grisâtre en recouvre la face profonde. La partie centrale est un peu saillante ; on dirait une espèce de bourgeon charnu. Il existe un œdème assez prononcé de la lèvre correspondante. Quant à la face interne de la lèvre droite, bien qu'elle soit en contact avec le chancre, elle ne présente ni rougeur, ni érosion. Dans la région inguinale, double pléiade ganglionnaire, plus marquée du côté gauche, où l'on peut sentir un ganglion plus volumineux et plus dur.

Après un examen minutieux, M. Fournier diagnostique : *chancre induré de la vulve*. D'autres médecins de l'hôpital, appelés à donner leur avis, confirment ce diagnostic.

Le père et la mère de l'enfant, questionnés, affirment n'avoir jamais eu la vérole. Examinés en détail, ils ne présentent effectivement aucune manifestation syphilitique. Tout ce que sait la mère, c'est que l'enfant, née à la Maternité, a été nettoyée, lavée par une infirmière, avec une éponge ayant déjà servi dans la salle pour d'autres enfants qui, ajoute-t-elle, « avaient du mal par tout le corps. »

Au moment où elle se présente à la consultation, elle raconte que c'est depuis vingt jours qu'elle a vu apparaître à la grande lèvre gauche de son enfant un petit bouton, qui s'accrut lentement, et s'ulcéra peu de jours plus tard.

Nous venons de voir l'état actuel de cette ulcération.

Dès son entrée à la salle Saint-Antoine, l'enfant est aussitôt soumise au traitement général. Iodure de potassium, 0,15 centigr. dans un julep.

L'auscultation ne révèle rien de particulier.

23 décembre. Frictions sous les aisselles avec 1 gr. d'onguent napolitain.

Le 27. Même état, même traitement.

Le 28 L'adénopathie persiste ; le chancre semble se cicatriser.

Le 29. Etat identique. Le pourtour du chancre laisse voir un petit liséré rouge, et la croûte qui recouvre l'ulcération paraît diminuer d'étendue.

1er janvier. L'enfant a de la diarrhée. On prescrit un lavement avec sous-nitrate de bismuth 3 gr. On supprime la potion.

Le 2. La croûte du chancre est tombée. L'ulcération présente un bourrelet induré, puis un léger liséré rouge, et à son centre une peau d'un blanc rosé de tissu cicatriciel.

Le 3. Le noyau cicatriciel a de 1[2 millim. à 1 millim, de diamètre. La partie indurée en a le double. Une légère éruption existe aux jambes.

Le 4. L'induration semble moins étendue. Le tiers de la grande lèvre gauche paraît un peu plus rouge que les autres parties de cet organe. Même traitement.

Le 5. L'enfant, sauf un peu de constipation, va bien. Même traitement.

Le 6. La petite malade a été vaccinée l'avant-veille. Un peu de fièvre. Appétit. Sommeil.

Le 9. L'enfant a vomi, elle a rendu ses aliments. Le vaccin n'a pas pris. Elle paraît très-affaiblie.

On supprime le julep ioduré pour la journée. Ni diarrhée, ni constipation.

Le 10. Même état. Un peu de bronchite. Le chancre a complétement disparu. On sent néanmoins encore de l'induration à la place où il siégeait. On continue à supprimer la potion iodurée.

Le 14. Aucune éruption sur le corps. L'adénopathie semble diminuer.

Le 19. Toujours pas de taches. Rien du côté du tube digestif. Même traitement continué.

Le 21. Même état.

La teinte bistre de la peau, constatée à l'arrivée de l'enfant, est à peu près disparue. Teint plus clair. Appétit excellent. L'enfant se développe à vue d'œil.

1er février. Un peu de constipation. On a supprimé le traitement depuis deux jours. Aucune manifestation cutanée ne s'est montrée.

Le 4. Même état. L'enfant grossit prodigieusement.

Le 5. Léger écoulement purulent de l'oreille gauche. On ordonne des injections avec de l'eau de feuilles de noyer. Léger mouvement fébrile.

Le 9. L'écoulement s'est tari.

Le 19. Toujours aucune apparition d'accidents secondaires. Pas d'éruption, pas de mal de gorge. L'enfant va très-bien. Au dire de la mère, elle aurait depuis deux semaines augmenté de poids de moitié.

Le 25. La santé continue à être parfaite.

2 mars. Le lieu où siégeait le chancre présente encore une légère trace du travail de cicatrisation qui s'est produit. L'induration est presque nulle en cet endroit. Les ganglions ne sont plus engorgés. L'enfant sort guérie.

Cette observation si remarquable à plus d'un titre, et sur laquelle nous aurons plus d'une fois l'occasion de revenir, paraît probante. Au point de vue de la transmission de la syphilis, on ne saurait trop être réservé en face d'un chancre de la vulve, situé dans une région spéciale de cet organe. Cependant, il semble bien qu'il s'agit là d'une syphilis acquise accidentellement sept semaines après la naissance, et même plus tôt, puisque la mère de l'enfant raconte qu'elle a vu survenir le chancre, dès la fin du premier mois. Ce serait donc, — si l'on tient compte du temps nécessaire à l'incubation, — vers les premiers jours de la vie, pendant le séjour de la mère à l'hôpital, que la syphilis aurait été transmise au nouveau-né.

Avant de quitter la syphilis acquise des nourrissons, rappelons en passant que la contamination de l'enfant nouveau-né au passage, pendant le travail de l'accouchement, constitue actuellement un des chapitres les plus discutés et les plus discutables de l'étiologie de la syphilis acquise des enfants. Nous ne saurions mieux formuler l'opinion actuelle de nos maîtres qu'en citant ces quelques mots : « Quant à la transmission de la syphilis, de la mère à l'enfant au moment de l'accouchement, par l'intermédiaire d'un chancre ou de plaques muqueuses de la vulve, *le fait n'est pas matériellement impossible*, mais on n'en connaît guère d'exemple authentique (1). » (Picot et d'Espine). » Ces auteurs font remarquer judicieusement que l'enfant est protégé contre la contagion par l'enduit sébacé qui le recouvre. Et d'ailleurs l'enfant d'une mère syphilitique n'est-il pas le plus souvent déjà infecté lui-même, pour peu que la maladie de sa mère date de quelques mois ?

Si la syphilis au passage est des plus rares, il n'en est

(1) Manuel pratique des mal. de l'Enfance, 1877, p, 170.

pas de même de celle transmise par la *vaccination*. La syphilis vaccinale est, à cette heure, trop bien connue depuis les remarquables recherches de Viennois, de Depaul (1), de Roger (2), pour que nous insistions sur ce sujet. Qu'il nous suffise de rappeler que ce point de l'étiologie de la syphilis acquise des enfants a été si clairement exposé et établi sur des bases si solides, que toute contestation a cessé. On ne peut plus nier maintenant les faits, et opposer des démentis aux innombrables observations incessamment rapportées dans les différents recueils scientifiques. Quel que soit le procédé de vaccination syphilitique employé, qu'il s'agisse de vaccin recueilli en tube et inoculé, ou bien de vaccination faite de bras à bras, le résultat est le même : la syphilis peut se développer consécutivement à la vaccination. Les désordres commencent par un chancre vaccinal le plus ordinairement et le médecin a fait une véritable inoculation de syphilis à un enfant sain auparavant. La maladie suivra dorénavant son évolution.

Il pourrait paraître extraordinaire, de prime abord, d'admettre que l'enfant peut s'inoculer lui-même la syphilis. C'est cependant une opinion qui n'a rien d'irrationnel, si l'on songe à l'habitude fréquente qu'ont les enfants de porter leurs mains soit dans la cavité buccale, dans leur première enfance, soit, plus tard, aux organes génitaux. Il nous souvient d'avoir vu, il y a quelques années, à l'hospice des Enfants-Assistés, dans le service du Dr Guéniot, un petit garçon de 6 ans, scrofuleux, qui avait contracté la syphilis en embrassant une de ses petites voisines de lit, syphilitique D'ailleurs l'observation que nous rapportons plus loin, et qui nous a été très-obligeamment communi-

(1) Bulletin de l'Acad. de méd., 1866-67, p. 1025 et suiv.
(2) Id.

quée par le Dr Fournier, n'est pas moins curieuse à ce point de vue. Si elle paraît discutable quant au mécanisme de la transmission, elle n'en est pas moins remarquable pour ce qui est du siége assez rare de la lésion initiale chez l'enfant. Voici, résumée, cette observation, capitale à notre sens :

Obs. II. Dr Fournier, (inédite). — Chancre induré de la langue. Enfant de dix-huit mois.

Le 14 avril 1877, se présente chez le Dr Fournier une femme G..., qui vient consulter pour son enfant âgé de dix-huit mois.

Bien portant quelque temps auparavant, il lui est survenu, raconte sa mère, un petit bouton sur la langue. L'examen de cet organe permet de constater, au niveau de la pointe, et sur la face supérieure, une ulcération de la grosseur d'un petit pois, de couleur grisâtre, et dure au toucher. L'enfant présente, en outre, une adénopathie rétro-génienne, bilatérale, mais plus marquée à gauche.

On diagnostique : chancre induré de la langue.

Interrogée, la mère affirme n'avoir jamais eu de manifestation syphilitique. On fait venir le père, qui répond également n'avoir jamais eu d'accident. A l'examen, effectivement, on ne découvre rien chez l'un comme chez l'autre. Mais la mère nous apprend que son enfant est très-souvent confié aux soins d'une jeune bonne, depuis quelques mois à la maison. On fait venir la bonne, chez laquelle on trouve des plaques muqueuses à la commissure des lèvres et dans la gorge. Elle raconte qu'elle est malade depuis quatre à cinq mois. L'enfant avait été contaminée, par suite de l'habitude de fourrer *ses doigts dans la bouche des personnes* qui l'approchaient, et de la bonne en particulier, et de les sucer ensuite.

La mère a, du reste, un autre enfant âgé de 4 ans, qui est absolument sain. On ordonne de faire prendre à l'enfant de la liqueur de Van-Swieten. Depuis, il n'a pas été revu.

Dans les diverses circonstances étiologiques que nous venons de passer en revue, la syphilis communiquee aux enfants de différents âges n'est qu'un accident. C'est souvent la conséquence de l'imprudence des parents, où de l'ignorance où se trouve une nourrice, une bonne, sur la nature de la maladie dont elle est affectée. L'observation II en est un exemple remarquable.

Dans tous ces cas, il s'agit en somme, d'une syphilis en quelque sorte honnête, — innocente, si on peut dire — et l'auteur de la contamination n'est répréhensible que de son incurie.

Les causes qui nous restent à passer en revue sont bien autrement graves. La transmission accidentelle de la syphilis s'explique, se comprend; on pourrait même l'excuser dans certains cas, par exemple : quand une mère, contaminée par son mari, transmet la syphilis à son enfant qu'elle nourrit; ou bien encore, comme nous le montre l'observation suivante, que nous avons recueillie dans le service du Dr Archambault, quand une mère donne la vérole à son propre enfant, après avoir été rendue syphilitique par un nourrisson étranger. Dans ces conditions tout à fait spéciales, la mère est à plaindre autant que sa victime. C'est le cas de répéter ce qu'a dit si judicieusement notre savant maître, le Dr Fournier : « La contagion s'exerce dans les conditions les plus déplorables, frappant des innocents par excellence, contaminant de vérole ceux qui ont le moins mérité la vérole, contaminant des enfants nouveau-nés... C'est là par excellence, je le répète, la *syphilis des innocents*, *syphilis insontium*, comme disaient nos pères (1).»

Obs. III, Dr Archambault (personnelle). — Syphilis acquise. Chancre induré de la commissure labiale gauche chez un enfant de onze mois.

Le 3 décembre 1878, à l'hôpital des Enfants-Malades, se présente

(1) Nourrices et nourrissons syphilitiques, Dr Fournier, leçons 1878.

à la consultation la femme Jeanne R..., demeurant à Paris, rue de Vanves. Elle vient consulter pour sa petite-fille, âgée de onze mois. Cette enfant présente deux ulcérations de nature syphilitiques, siégeant, l'une à la commissure gauche de la lèvre inférieure, l'autre à la face interne de la lèvre supérieure. Celle de la commissure est profonde, fissuraire, grisâtre, un peu sanieuse, et repose sur une base indurée. La seconde est plus superficielle, et la périphérie dessine un liséré argenté. L'enfant a, en outre, des plaques muqueuses à l'anus, et présente sur les fesses et jusque sur les cuisses une éruption varioliforme, mal caractérisée. La voix est enrouée.

Questionnée sur la façon dont étaient survenus tous ces accidents, la mère raconte les faits suivants :

Vers le mois d'août de cette année, étant absolument saine, ainsi que son mari, elle prit un nourrisson, âgé d'un mois, chez lequel toute une série d'accidents syphilitiques ne tarda pas à se montrer (ulcérations aux lèvres, plaques muqueuses à l'anus, coryza fœtal, pemphygus, syphilides de la paume des mains, onyxis). L'enfant succomba au bout de deux mois.

Un mois après la mort de ce premier nourrisson, cette femme s'aperçut de petites ulcérations aux seins : six au sein gauche, avec lequel elle donnait davantage à téter, et une seule au sein droit. Ces ulcérations présentaient, à ce moment, un caractère d'induration très-marquée : elles étaient grisâtres, taillées à pic. Les ganglions de l'aisselle étaient engorgés. Malgré cela, elle n'en continua pas moins d'allaiter son propre enfant. Elle prit même un second nourrisson, qui avait toutes les apparences d'une santé irréprochable, et qui, quelque temps après, fut retiré par sa mère, parce qu'au contact de la nourrice, il lui était survenu une *petite ulcération à la commissure labiale.*

Cette femme se contenta dès lors d'allaiter sa petite fille, qui nous vient aujourd'hui avec les manifestations syphititiques énumérées plus haut, et survenues deux mois après le début des accidents de la mère.

Etat actuel de la mère. Ulcérations aux commissures, plaques muqueuses dans la gorge, laryngite syphilitique, enrouement, chute des cheveux. Douleurs de tête, autant le jour que la nuit, moins vives depuis 15 jours qu'elle a commencé un traitement. Elle n'a point constaté de roséole. Adénopathie des ganglions de l'aisselle.

Etat actuel de l'enfant. Ulcération double aux lèvres. Voix également enrouée, plaques muqueuses à l'anus. Ganglions sous-maxillaires engorgés.

	Pilules avec :	
Traitement de la mère. . .	Sublimé.	0,50 centigr.
	Extrait d'opium.	0,50 centigr.
	Extrait de gaïac.	q. s.

Pour 100 pilules, 1 ou 2 par jour.

Quant à l'enfant, on lui fait des lotions avec un mélange d'eau, d'alcool et de sublimé. A l'intérieur, liqueur de Van-Swieten.

Toutes ces observations sont importantes à ce titre qu'elles montrent la syphilis évoluant chez l'enfant avec quelques variétés d'aspect qui n'ont rien d'absolument spécial à cette époque de la vie. Les faits que nous allons aborder maintenant ont une toute autre portée; leur gravité est beaucoup plus grande au point de vue, non-seulement de l'étiologie, mais encore et plus peut-être au point de vue de la médecine légale. Disons en un mot que les enfants, — le plus souvent par suite d'un préjugé populaire absurde, plus rarement par suite de passions honteuses assouvies sur eux, — deviennent assez fréquemment les victimes de tentatives de viol, d'attentats aux mœurs, en même temps que la syphilis leur est communiquée. Il faut tout d'abord reconnaître, avec le professeur Tardieu, que la blennorrhagie est, plus souvent que la vérole, la suite de ces attentats épouvantables. « La syphilis, dit-il (1), se présente plus rarement que la blennorrhagie à la suite des attentats à la pudeur ou du viol. Je l'ai notée trente-cinq fois seulement; douze sans défloration, et vingt-sept avec défloration. »

(1) Tardieu. Attentats aux mœurs, 1873, p. 59.

Ici, différents points doivent être étudiés avec soin, car tous ont un grand intérêt au point de vue médico-légal. Il est important de distinguer nettement, — croyons-nous, — le siége des lésions primitives, de la région par conséquent où l'inoculation a été faite. Mais en outre, le sexe de l'enfant, son âge, constituent autant de détails nécessaires dont la valeur peut devenir considérable.

Disons en passant, que, presque toujours le coupable est un homme. M. le professeur Tardieu, parmi tous les cas qu'il a connus d'attentats aux mœurs commis sur des enfants, n'en a signalé que dix dus à des femmes sur des petits garçons, et — chose curieuse, — sur ces dix cas, deux avaient communiqué la syphilis aux petites victimes (1). Le nombre d'attentats commis par des hommes sur des enfants est relativement considérable.

La région contaminée doit être, nous le répétons, recherchée avec le plus grand soin ; — lorsque cette recherche est possible, elle est relativement facile. Trois régions paraissent plus spécialement, sinon exclusivement atteintes : la bouche, l'anus, la vulve.

La bouche est surtout atteinte aux commissures labiales, plus rarement sur le limbe. Parfois cependant, c'est plus profondément que le chancre induré se développe. On a signalé des cas de lésion primitive siégeant sur l'amygdale. Mais ces lésions de la bouche ou de l'anus, consécutives à une tentative de viol, ou pour mieux dire, à un attentat aux mœurs, sont beaucoup plus rares que la syphilis vulvaire, surtout chez les jeunes enfants. Quelquefois même, lorsque l'enfant a déjà atteint un certain âge, — pour peu qu'il s'agisse d'une famille où les exemples de la débauche sont sans cesse sous ses yeux, — on est en droit de se

(1) Tardieu. Loc. cit., p. 67.

demander si l'attentat commis a été vraiment un acte de brutalité inqualifiable, ou si le coupable n'a pas été entraîné par des avances faites de la part de la victime. Dans ces conditions, la fille ne doit peut-être plus être considérée comme enfant. L'observation suivante, où il s'agit très-probablement d'un chancre de la lèvre, et qui est assez remarquable à cet égard, se rapporte à une enfant d'éducation et d'habitudes suspectes :

Obs. IV. — Syphilis communiquée. Chancre de la commissure labiale gauche. Salle Sainte-Thérèse, service de M. Cornil.

G... (Victorine), 12 ans, entre à l'hôpital le 28 mai 1878. Le 1er mai, cette enfant aurait été victime d'une tentative de viol. Elle est restée toute la nuit dans la chambre du coupable. Elle prétend que le lendemain matin, elle s'est aperçue d'une écorchure qu'elle a encore aujourd'hui. Cette érosion de la lèvre a continué à augmenter jusqu'à son entrée à l'hôpital.

20 mai. — Etat actuel : deux plaques muqueuses de la vulve à la partie *supérieure* de la grande lèvre, en regard l'une de l'autre. Deux petites déchirures de la membrane hymen. Rougeur de la vulve, écoulement abondant. La malade porte à la *commissure labiale gauche* de petites croûtes en partie humides, en partie sèches du côté de la peau. Sur la muqueuse labiale, on voit un sillon assez large, blanchâtre, qui se termine brusquement à la face interne de la lèvre, au niveau d'une saillie végétante et légèrement *indurée*. Cette induration peut faire supposer l'existence d'un *chancre primitif*. Cependant la muqueuse labiale qui avoisine cette ulcération indurée est blanchâtre au niveau de la lèvre inférieure, dans une étendue d'un centimètre et demi à partir de la commissure, et en ce point, les lésions se rapprochent beaucoup d'une plaque muqueuse. Ganglions indurés au niveau de l'angle sous-maxillaire, du côté gauche; ganglions du cou assez volumineux surtout à droite dans le triangle sus-claviculaire. Ganglions du pli de l'aine.

8 juin. — Plaques muqueuses des amygdales et des lèvres. Plaques muqueuses linguales quelques rares syphilides sur *les organes génitaux*.

1er décembre. — A sa sortie, on trouve encore sur la lèvre inférieure du côté gauche des plaques muqueuses entourant une ulcération fissuraire de la commissure. La fissure est encore bien éloignée de la cicatrisation complète. Le traitement suivi a été : liqueur de Van-Swieten pendant tout le temps du séjour de la malade. L'état général est resté bon. A sa sortie, l'enfant est assez débilitée et très-anémiée.

Toutefois, il faut bien reconnaître que le plus ordinairement, toute notion sur l'état moral de la victime fait défaut, les intérêts des parents étant mis en jeu. D'ailleurs, les cas de syphilis communiquée à l'enfant dans un attentat aux mœurs ou dans un viol par une lésion de la bouche sont très-rares. Le professeur Tardieu, dans sa longue pratique, n'a rencontré (1) que douze cas de syphilis transmise à des petites filles par un chancre de la bouche ou de l'anus.

Ces douze cas, consistent en déchirures des lèvres, et de la commissure en forme de rhagades, et en excoriations et déformations de l'anus. L'auteur ajoute : « Ces lésions faites pour inspirer l'horreur sont, on le voit, et resteront sans doute exceptionnelles dans les cas de la nature de ceux qui nous occupent. »

Le plus ordinairement, — réglementairement on pourrait dire, — c'est à la vulve que la syphilis est transmise dans les cas d'attentats aux mœurs ou de viol. Ici encore, l'âge du sujet est important au point de vue de l'étiologie ; s'agit-il d'une jeune enfant, le crime paraît indubitable, sauf cependant quelques cas exceptionnels où l'enfant aurait été contaminée *innocemment* par son père ou sa mère.

J. Violet (2) rapporte une observation concluante à ce sujet : il s'agissait d'une petite fille de 6 ans qui contracta la syphilis en couchant, une nuit d'hiver, dans le même lit

(1) Loc. cit., p. 40.
(2) Syphilis infantile, 1874, Paris.

que son père, sans qu'il y ait eu, paraît-il, de la part de ce dernier, la moindre intention criminelle. De même encore pour l'observation de Trousseau (1) où il est question d'une petite fille, qui durant la saison froide, aurait été, — en couchant avec sa mère, — infectée par elle, sans qu'il y ait eu la moindre trace de violences criminelles. Il est cependant acquis que, souvent, le chancre de la vulve est consécutif à une tentative de viol. Tardieu (2) rapporte des observations concluantes.

Dans l'une (obs. XXXIX), il s'agit d'une petite fille de onze ans et demi, qui avait été violée huit mois auparavant : La voici résumée : « C...., âgée de onze ans et demi, forte, mais non nubile, actuellement atteinte de vaginite chronique ; l'hymen est déchiré et les lambeaux irrités.

« *Il existe une cicatrice de chancre aux petites lèvres* et des plaques muqueuses en partie effacées par l'influence d'un traitement mercuriel. Les ganglions inguinaux et cervicaux sont tuméfiés et endurcis.

« Une roséole et des plaques muqueuses dans la gorge complètent les signes d'une syphilis dont l'origine concorde exactement avec celle qu'a eue l'inculpé. Celui-ci porte une pléiade ganglionnaire dans l'aine et une cicatrice énorme de chancre au prépuce ; il avoue avoir commencé à en être atteint au mois de juillet. Il n'a d'ailleurs rien actuellement. »

Nous avons résumé l'observation qui précède parce qu'elle est la plus remarquable au point de vue de la confrontation entre l'auteur du crime et sa victime. Les observations semblables sont des plus rares. Toutefois le chancre induré de la vulve a été noté chez la petite fille un certain nombre de fois.

(1) Gazette des Hôpit., 1846.
(2) Loc. cit., p. 177-78.

Un de nos amis, M. Letulle, dans un mémoire publié récemment (1), a eu la bonne fortune d'en rencontrer quatre observations plus ou moins concluantes.

L'une d'elles est caractéristique quant à la nature des lésions, et elle montre en même temps la difficulté d'établir nettement la contamination par attentat aux mœurs. Voici cette observation résumée :

Obs. V. — Chancre induré de la grande lèvre gauche. Accidents secondaires. Enfant de 3 ans 1[2. Variole confluente. Mort.

G... (Irma), née le 28 novembre 1871 et reçue le 24 juillet 1875 à l'hospice des Enfants-Assistés, comme enfant mise au dépôt, sa mère étant malade dans un hôpital de Paris.

Elle était depuis un mois à l'hospice lorsque, le 27 août, on l'amène dans le service de M. Parrot, parce qu'on s'est aperçu depuis deux jours qu'elle porte une ulcération aux parties. On constate, en effet, *sur la face interne de la grande lèvre gauche*, à sa partie supérieure, à la hauteur du clitoris, une ulcération arrondie, légèrement saillante, de la largeur d'un centimètre et demi de diamètre. Ses bords rosés tranchent nettement sur la teinte pâle des téguments. Le fond de l'ulcération est granuleux, un peu jaunâtre, humide, laissant suinter une sérosité d'un jaune un peu louche.

Les téguments du voisinage paraissent légèrement tuméfiés; toutefois on ne trouve pas d'induration bien nette des tissus sous-jacents à l'ulcération. Il existe un travail cicatriciel incontestable; car à la périphérie de l'ulcère se voit une mince ligne, où la peau lisse, unie, violacée, offre tous les caractères d'une cicatrice récente.

Quelques petites érosions superficielles sans caractère existent à la hauteur du chancre sur la grande lèvre droite. Les ganglions inguinaux à gauche sont tuméfiés et durs. L'un d'entre eux en particulier, parallèle à l'arcade crurale, atteint un volume considé-

(1) France médicale, janvier 1878. Etude sur le chancre infectant de la vulve.

rable ; il répond à peu près à la partie moyenne de la région crurale. Sur la paroi abdominale au-dessus du pubis, deux larges bulles, à bords nets, n'offrent pas de caractère bien précis.

L'enfant est fort jolie, mais pâle et très-triste. Aux premières questions qu'on lui pose, elle répond sans hésiter que ce sont « des hommes qui lui ont fait mal. » Elle nous dit encore que c'est sur un lit. Et lorsqu'on lui demande comment, elle dit, avec une simplicité effrayante, « qu'ils lui ont fait mal avec quoi on fait pis-pis. » Ces réponses si précises nous avaient frappés d'étonnement. M. Parrot fait venir auprès de lui la sœur aînée de la petite malade. C'est une fillette de 7 ans, déjà grande, mais bien moins intelligente que sa sœur. Elle ne peut fournir aucun renseignement. Elle nous dit seulement que son père n'aimait que la petite Irma, tandis qu'il battait souvent ses trois autres enfants.

Sous l'influence de l'iodoforme, le chancre change rapidement d'aspect. La plaie, dès le 28 août, devient rosée, et marche rapidement vers la cicatrisation.

Dès le 29 août, on trouve dans la région dorso-lombaire et sur la partie supérieure des fesses une éruption assez abondante de bulles larges et entourées d'un liséré rosé. Sur certains points, dans ces mêmes régions, on aperçoit de petites taches arrondies, lisses, brûnatres, légèrement saillantes, sans desquamation périphérique. Sur la face, quelques papules rosées, dont un certain nombre présentent à leur centre une ou deux petites vésicules. Quelques ganglions cervicaux postérieurs.

3 septembre. — L'ulcération de la vulve est presque cicatrisée. Les plaques vésiculeuses de la face ont laissé sur la joue droite et au pourtour des narines de larges croûtes brûnatres.

Le 4. L'éruption tégumentaire est devenue sur certains points nettement *ecthymateuse* caractérisée par des pustules qui s'ouvrent et laissent à leur place une ulcération profonde et jaunâtre à son centre, légèrement saillante et brun cuivré sur ses bords. Cet aspect est surtout bien apparent dans la région lombaire et sur les fesses. En d'autres régions, surtout à la face, les syphilides deviennent croûteuses. Liqueur de Van-Swieten, 1 cuillerée à café par jour.

Le 15. L'éruption pâlit et s'affaisse. Les croûtes de la face ont en partie disparu, laissant des taches plus ou moins brunes. Les pustules d'ecthyma ont donné lieu à des cicatrices déprimées, brun pâle; sur d'autres points, les taches qui restent sont d'un rouge cuivré, arrondies, à bords très-nets.

L'enfant, soumise au traitement depuis le 4 septembre, se portait parfaitement, les traces de son éruption syphilitique diminaient de jour en jour, lorsque subitement, le 22 septembre, de nouveaux accidents formidables éclatent et viennent compliquer d'une façon très-grave une situation jusqu'alors aussi rassurante que possible.

Le 22, l'enfant est abattue, pâle, elle ne veut pas manger.

Le 23, elle tousse un peu, elle vomit le peu d'aliments qu'elle a pris. Elle ne se plaint aucunement. La face est pâle. On trouve un souffle doux systolique, à la base du cœur, il se propage dans les vaisseaux du cou. La peau est brûlante et sèche. Sur le menton et sur le cou, on aperçoit une quinzaine de petites papules arrondies, rosées, saillantes, tranchant nettement sur la pâleur environnante des téguments.

On retrouve d'ailleurs des papules plus confluente sur les épaules et sur les deux bras.

On n'aperçoit pas de cicatrices vaccinales.

T. R. 41°. P. 160. Nous assistons au début d'une éruption variolique.

En effet, la variole, dès ce jour, évolua rapidement :

Le 24. T. R. 41°,2. P. 176. Les papules se montrent de plus en plus confluentes à la face. Les vomissements ont continué. Délire.

Le 25. T. R. 40°. P. 140. On aperçoit un certain nombre de papules sur la cicatrice du chancre. L'éruption variolique est d'ailleurs assez abondante sur la face interne des deux grandes lèvres.

Le 26. T. R. 39°. P. 140. Délire, agitation; la bouffissure de la face commence. Les vésicules s'élargissent à la face. Quelques-unes, au niveau du menton, commencent à s'ombiliquer. Les cicatrices des anciennes syphilides ecthymateuses sont d'un rouge sombre, quelques-unes d'entre elles sont recouvertes par les vésicules varioliques. Vomissements incessants.

Le 27. T. R. 38°,6. P. 148. Bouffissure énorme de la face. L'éruption, qui est devenue pustuleuse au menton, est très-confluente, sauf au niveau des paupières supérieures.

Le 28. T. R. 39°. P. 140. Voix éteinte Les mains commencent à s'œdématier. Les pustules forment au menton et sur les joues quelques larges plaques. Quelques croûtes melliteuses au pourtour des narines et aux commissures labiales. Les bruits du cœur sont sourds.

Depuis le début de la variole, l'enfant a été mise à l'alcool et à l'extrait de quinquina, café.

Le 29. T. R. 38°,8. P. 168. Nuit calme. La face commence à se recouvrir de croûtes brunâtres, sèches. Quelques pustules hématiques sur la face antérieure de l'avant-bras et des deux cuisses. Langue sèche et fuligineuse. Toux quinteuse, râles sous-crépitants disséminés. Pouls petit, irrégulier.

Le 30. La nuit a été très-calme. T. R. 39°,4. P. 128. La face et le cou sont couverts de croûtes melliteuses. La plupart des pustules hémorrhagiques se sont déchirées. Le pouls est très-inégal, très-irrégulier.

Soir. Grincement des dents, agitation, tremblement de la mâchoire inférieure.

1er octobre. — T. R. 30°,2. P. 180. Tout l'épiderme du cuir chevelu est soulevé en masse. Sur les joues l'épiderme s'est détaché par lambeaux, et le derme laissé à nu est sec et brunâtre. De même sur quelques points des membres. Les pustules qui se trouvaient à la face interne des grandes lèvres se sont ulcérées, et au-dessus du clitoris elles ont formé une large bande ulcérée, longue de 2 centimètres. Grincement des dents. Le pouls est moins irrégulier, plus large.

Mort le 2, à huit heures du matin.

L'autopsie n'a pu être faite que huit jours après la mort, à cause de formalités judiciaires. M. Delens, chargé par le parquet de l'examen médico-légal du corps, n'a pu trouver, au milieu d'une putréfaction très-avancée, que les traces des désordes causés par la variole. Aucune lésion viscérale imputable à la syphilis n'a pu être relevée.

Sans prétendre excuser d'aucune façon les auteurs de ce crime atroce qui consiste à contaminer de jeunes enfants, il faut bien remarquer que deux conditions assez différentes conduisent les coupables à cette action inqualifiable. Sans doute il se peut qu'il s'agisse d'une véritable tentative de viol commis sur une enfant plus ou moins âgée ; mais bien souvent,—nous ne saurions trop le répéter,—le coupable est un malade, syphilitique depuis peu de temps, qui se trouve poussé par ce préjugé stupide consistant à croire que les maladies vénériennes sont d'autant plus sûrement guéries qu'on pourra se mettre en contact avec un enfant plus jeune. Quoi qu'on dise, c'est une de ces insanités déplorables qui a cours dans certaines classes sociales, et qui fait qu'on peut expliquer de la sorte ces contaminations d'enfants très-jeunes. Nous relevons, en effet, dans les quatre observations de notre ami, M. Maurice Letulle, le fait d'un enfant de 18 mois, d'un autre de 20 mois, infectés sous l'influence de ce préjugé stupide.

Dans l'observation suivante, que nous devons à l'obligeance de M. Coudray, interne des hôpitaux, il s'agit d'une petite fille de 5 ans qui a été contaminée et chez laquelle les syphilides hypertrophiques de la vulve cachent sans doute la trace de la lésion primitive.

Obs. VI. — Syphilis communiquée à un enfant de cinq ans. Syphilides hypertrophiques de la vulve.

Louise W..., 5 ans, entrée le 24 septembre 1878, salle Saint-Ferdinand, service du Dr Cornil.

Le 25. Antécédents très-difficiles à établir. La mère est étrangère, et ne dit rien de compréhensible. Ce qu'on peut seulement savoir, c'est que la petite fille a été touchée par un individu qui a été arrêté plus tard. A son entrée, on constate des plaques syphilitiques hypertrophiques, et en partie ulcérées, siégeant sur les grandes lèvres et au pourtour de l'anus. Ces plaques sont très-nombreuses et presque toutes de la largeur de 5 à 6 millimètres. Il existe en même temps de la vulvite ; mais la membrane hymen n'a pas été rompue. Ganglions inguinaux très-volumineux des deux côtés. On ne trouve pas la trace du chancre. Papules croûteuses dans les cheveux. Ganglions cervicaux postérieurs, des deux côtés très-volumineux. Roséole érythémateuse.

Traitement : liqueur de Van-Swieten.

Marche habituelle des plaques muqueuses à la vulve. Affaissement.

Le 28. Plaques muqueuses sur les deux amygdales, une sur la face supérieure de la langue. Les plaques de la vulve s'affaissent de plus en plus, tandis que celles de la bouche augmentent.

Le 16 décembre. Aujourd'hui, on constate, à la vulve : deux plaques restent en voie de disparition, l'une à la base de la grande lèvre droite ; sa surface reste exulcérée sur un point très-limité ; l'autre à la fesse droite, près de l'anus ; elle présente encore une ulcération assez étendue ; les ganglions inguinaux ont presque entièrement disparu.

A la bouche : stomatite généralisée bien qu'elle ait cessé le traitement depuis quinze jours. Voûte palatine et voile du palais rouges. Plaques muqueuses sur les deux amygdales, sur la face antérieure du voile du palais, près de la ligne médiane. Sur la face antérieure de la langue, plaque sur le tiers antérieur. Plus en arrière, la langue est fissurée, inégale, assez profondément ulcérée. L'état général de l'enfant est resté bon pendant tout le temps de sa maladie.

Nous ne pouvons insister trop longuement sur ce point de l'étiologie, mais nous ferons remarquer cependant avec M. Letulle (1) que le siége des lésions spécifiques n'est pas sans avoir une importance dont l'étendue peut devenir considérable. Si nous nous en rapportons, en effet, à l'obs. XXXVIII, de l'étude sur les attentats aux mœurs de M. Tardieu et aux quatre observations du mémoire de M. Letulle, sur le chancre infectant de la vulve, dont deux (obs. V et XIII) nous paraissent indiscutables, nous voyons que le chancre induré dans ces cinq observations siégeait dans une région à peu près constante : la face interne d'une des deux grandes lèvres, et dans la région supérieure, au voisinage du clitoris, tel est le point frappé par l'ulcération spécifique primitive.

(1) Mémoire cité.

Si l'on se rappelle, d'autre part, la conformation de la vulve chez la petite fille, qui représente jusqu'au moment de la puberté une sorte de canal, *le canal vulvaire*, si nettement décrit par Dolbeau, on comprendra comment dans ces tentatives de viol rendu impossible par le peu d'écartement des branches des pubis, les frottements plus ou moins violents exercés sur la face interne des grandes lèvres arrivent à déterminer une érosion ou même une déchirure qui deviendra le chancre primitif. Aussi, verrons-nous, à propos du diagnostic, quel parti on pourrait tirer dans certaines circonstances de la connaissance du siége exact des deux chancres, celui de l'inculpé et celui de la victime.

Ce que nous venons de dire est plus spécialement vrai pour les cas d'attentats aux mœurs. Lorsque le viol a été commis sur une jeune fille (et ce ne peut être guère avant onze ans) (1), les conditions ne sont plus les mêmes, car le chancre peut être inoculé plus ou moins profondément et passer inaperçu. Malheureusement pour le médecin légiste, bien souvent ce n'est qu'au bout d'un temps plus ou moins long, après un, deux, ou trois mois et même davantage qu'on lui présente la victime, alors que le chancre peut avoir disparu, ou être caché par des lésions secondaires en évolution.

L'observation suivante est un triste exemple de ce que nous avançons.

OBS. VII (inédite). — Syphilis communiquée à une petite fille de huit ans. Traitement pendant un an. Anémie persistante.

B... (Julia), huit ans, entrée le 22 octobre 1877, salle Sainte-Thérèse, n° 11. Service de M. Cornil. A la suite d'une tentative de

(1) Les deux obs. de Tardieu (attentat aux mœurs), portent l'âge de onze ans et demi et de treize ans.

viol dont on n'a pu établir les détails, cette enfant, idiote, entre avec sa mère salle Sainte-Thérèse.

Le 23. On constate : une vulve rouge et œdématiée. Des plaques muqueuses sur les grandes et les petites lèvres ; adénopathie inguinale ; gorge rouge ; croûtes dans les cheveux. Pilules de protoiodure de mercure.

Juin 1878. Sans plaques à la vulve ; plaques dans *la gorge* ; pas sur la langue ; leucorrhée.

Tout finit par disparaître ; anémie ; diarrhée fréquente ; traitement continué.

Actuellement à Sainte-Thérèse, guérie depuis trois mois. Il ne reste qu'une anémie persistante, et qui résiste aux différents traitements.

N. B. — Un an après le début des accidents, la syphilis secondaire était encore en évolution, malgré un traitement non interrompu.

SYMPTOMES.

Nous n'avons pas l'intention de suivre dans tous leurs détails les symptômes de la syphilis acquise chez l'enfant. Cette étude n'est pas nécessaire ici. Il nous suffira de rechercher dans les diverses périodes de la maladie les signes les plus importants ; nous nous efforcerons de la sorte d'établir, à l'aide des diverses observations que nous avons recueillies, les différents traits les plus saillants de l'évolution des lésions spécifiques chez l'enfant.

Si l'on tient compte de la rareté des occasions où l'on a la fortune d'observer le chancre induré sur la femme, on est frappé de la fréquence relative de la constatation de la lésion primitive sur les téguments des enfants. Mais ici deux conditions peuvent se présenter. Tantôt, en effet, l'incubation, après le contact impur, se fait lentement, comme chez l'adulte, et l'induration chancreuse ne se développe qu'au bout d'un temps plus ou moins long : ces cas sont difficilement observés, et la durée de l'incubation de la syphilis n'est, si nous nous en rapportons à nos recherches, maintenant encore établie que d'après les données de l'adulte (sauf pour la syphilis vaccinale : là le moment exact de l'inoculation est parfaitement connu ; mais encore s'agit-il d'une plaie spéciale et d'une inoculation immédiate et complète d'un vaccin syphilitique). Tantôt, au contraire, le virus a été mis en contact immédiat et facilement appréciable avec l'organisme par l'intermédiaire d'une plaie antérieure et produite pendant une tentative de viol, par exemple : dans ce second cas, les lésions se développent avec une rapidité d'autant plus grande que le traumatisme produit a été plus considérable. Aussi, comme le remarque le professeur Tardieu, les manifestations spécifiques peuvent-elles être reconnaissables de très-bonne heure, après le contact contagieux.

Nous n'avons plus à insister, maintenant, sur le siége de l'ulcération indurée. Quelle que soit la région où se sera développé le chancre primitif, il se présentera toujours avec les caractères plus ou moins spéciaux qui lui sont attribués selon chaque région.

A la bouche, le chancre induré peut, comme chez l'adulte, prendre un aspect assez anormal, ressembler à une ulcération fissuraire des lèvres, comme on en rencontre si souvent chez les enfants aux commissures. Cependant, habituellement, l'ulcération labiale est entourée d'une plaque végétante, humide, occupant les deux points symétriques au-dessus et au-dessous de la commissure. Enfin, l'adénopathie sous-maxillaire ne fait jamais défaut et les ganglions tuméfiés et indolents servent à assurer un diagnostic souvent rendu difficile par l'ignorance ou la mauvaise volonté des parents.

L'observation suivante que nous avons pu recueillir dans le service du Dr Constantin Paul, grâce à l'obligeance de M. Letulle, interne de service, est remarquable à plus d'un titre.

Obs. VIII (personnelle). — Chancre induré de la commissure labiale gauche chez un petit garçon de six ans 1/2.

Enfant de 6 ans 1/2, garçon de belle apparence, est amené par sa mère qui se plaint de douleurs sourdes dans les membres inférieurs. La mère est syphilitique (douleurs ostéocopes depuis deux mois environ; plaques muqueuses de la vulve).

L'enfant est pâle, triste; il porte sur la lèvre inférieure, au niveau de la commissure, une saillie ulcéreuse, grisâtre, rose pâle, indurée, froncée par des plis commissuraux, facilement saignante, à cheval sur la peau et sur la muqueuse buccale, qu'elle envahit également. Adénopathie sous-maxillaire *très-considérable*; les ganglions sont durs et indolents. La mère et l'enfant sont mis en traitement. Liqueur de Van-Swieten.

Le père est probablement syphilitique. Si l'on s'en rapporte aux renseignements fournis par la mère, il y aurait un mois environ qu'elle a remarqné la plaie des lèvres ; cette plaie est toujours restée indolente.

Revus tous les deux, quatre semaines après. La mère va bien. L'enfant a des plaques muqueuses saillantes sur la langue (face dorsale et bords). Le reste du corps est indemne. Les plaques muqueuses linguales sont d'un velouté blanchâtre caractéristique. Le chancre commissural a presque complétement disparu. Il ne reste plus que quelques petites végétations en voie de cicatrisation. Les ganglions sous-maxillaires sont pris des deux côtés; ganglions cervicaux postérieurs. L'enfant est très-anémique. Il supporte bien le traitement. L'appétit n'est pas très-fort.

Liqueur de Van Swieten, deux cuillerées à café par jour.

Le malade n'a pas été revu.

Bien plus souvent, les premières lésions appréciables

sont des plaques muqueuses, car, à ce moment, le chancre a disparu et l'on n'en peut retrouver la moindre trace, soit qu'il ait été recouvert par des syphilides secondaires, soit qu'il se soit transformé lui-même en syphilide muqueuse.

Aussi, le diagnostic du point de départ de la syphilis acquise est-il rendu bien difficile dans ces conditions. L'enfant qu'on présente au médecin offre-t-il des plaques muqueuses aux organes génitaux ou à l'anus, on ne peut affirmer, croyons-nous, que la région primitivement contaminée soit celle où s'aperçoivent les désordres. Le fait suivant, provenant du service à Lourcine de notre savant maître, le Dr Cornil, fait foi de ce que nous avançons. Il s'agit d'une petite fille de 13 ans *violée* par son frère. Le diagnostic de la cause de la syphilis acquise chez cette enfant est indéniable. On constate seulement la présence de plaques muqueuses aux organes génitaux. C'est dans ces circonstances que l'hypothèse de lésions secondaires transmises avec les mêmes caractères devient acceptable pour certains auteurs.

Obs. IX. — Viol. Syphilis acquise. Manifestations secondaires persistant pendant onze mois.

Eugénie D..., 13 ans, entre à Sainte-Thérèse, le 17 janvier 1877 Service du Dr Cornil.

Le 18. Cette enfant, qui a été violée par son frère, présente l'état suivant : plaques muqueuses très-volumineuses sur les grandes lèvres, sur la fourchette et au pourtour de l'anus. La membrane hymen persiste ; le toucher est impossible. Ganglions strumeux du cou ; surdité ; idiotie ; pas de renseignements sur les antécédents.

Traitement : badigeonnage des plaques muqueuses avec la solution de nitrate d'argent. Traitement spécifique.

Mai. Les plaques de la vulve disparaissent.

Juin. Plaques de la gorge et de la langue.

Le 2 décembre. Sortie; les plaques de la gorge ont fini par disparaître.

N.-B. — Pendant onze mois, manifestations syphilitiques secondaires persistantes.

Quel que soit, d'ailleurs, l'âge des lésions constatées au premier jour où l'enfant est examiné, la syphilis, une fois transmise, évolue.

La marche de la syphilis acquise est généralement rapide, au point de vue de l'apparition des accidents secondaires. Les plaques muqueuses et les syphilides cutanées se développent et souvent deviennent très-abondantes.

Si nous nous en rapportons aux différentes observations que nous avons consultées, il nous semble que la face est souvent atteinte.

Non-seulement les plaques muqueuses se logent au niveau des orifices naturels, mais les syphilides papuleuses, papulo-squameuses y sont maintes fois notées. Les squames deviennent même des croûtes qui, rappelant l'impétigo, pourraient induire en erreur le médecin non prévenu. Les observations V et XIII du mémoire de M. Letulle sont très-remarquables à ce point de vue. Dans l'une d'elles, le cuir chevelu, les sourcils, le nez étaient couverts de syphilides crustacées très-larges. De même chez les nourissons, si fréquemment victimes de la syphilis mammaire, l'éruption secondaire devient souvent cohérente à la face. Si nous ne nous trompons pas, il y a dans cette prédilection de la syphilis secondaire pour la tête, et pour les organes génitaux, un caractère intéressant de la syphilis des enfants. Les régions qui nécessitent les soins de propreté les plus grands seraient souvent le plus facilement envahies par la syphilis secondaire. D'autre part, la cavité buccale, en particulier la langue, ainsi que plusieurs de nos observations le rapportent, constituent deux régions privilégiées. Les plaques muqueuses des lèvres et de la langue offrent souvent une ténacité remarquable. Elles sont très-fréquentes chez le petit enfant encore allaité. On comprend encore comment les succions répétées, les mouvements de la langue constituent autant de conditions favorables au développement des syphilides et favorables à leur persistance indéfinie. Car, il faut bien le remarquer, la persistance prolongée des manifestations secondaires chez l'enfant se trouve expliquée, non-seulement par une thérapeutique insuffisante, mais bien plus rationnellement par l'existence de régions incessamment irritées (anus, vulve, bouche).

La marche de la syphilis infantile acquise est toujours lente, alors même qu'une intervention active aurait mis le malade dans de meilleures conditions de guérison. Nous voyons dans nos observations le chancre persister un temps quelquefois très-long, en particulier le chancre vaccinal. Dans l'observation qui suit, le chancre vaccinal existait encore au bout de quatre mois.

Obs. X. — Syphilis vaccinale. Chancre persistant au bout de quatre mois.

Le 9 octobre 1878, une femme vient consulter pour son petit garçon, Noël (E.), âgé de 12 mois. Hôpital des Enfants, service de M. Simon. (Communiquée par M. Béringier, int. des hôp.)

Bien portant jusqu'à l'âge de 8 mois, on le mena à cette époque à la mairie de Vaugirard pour le faire vacciner. Le vaccin fut pris sur un enfant qui paraissait très-souffrant. Depuis quatre mois, une des croûtes du vaccin est tombée, et s'est reproduite plusieurs fois. Dans l'intervalle, des éruptions multiples se sont montrées sur les différentes parties du corps, notamment au bas-ventre et sur les cuisses. Plaques muqueuses également nombreuses. La main, elle-même, est le siége d'un psoriasis palmaire. Du côté des fosses nasales, enchifrènement, écoulement de matière purulente, coryza chronique. L'enfant, depuis cette époque, a perdu le sommeil. Il est considérablement amaigri. Sur le bras gauche, au niveau du deltoïde, on voit encore une croûte adhérente, insérée sur une base indurée. C'est le dernier vestige de cette vaccination.

Rien dans les antécédents du père et de la mère, qui sont absolument indemnes. Ils ont, du reste, deux autres enfants, l'un âgé de 4 ans, l'autre de 3 ans, qui jouissent d'une santé parfaite.

Traitement. — Liqueur de Van Swieten à l'intérieur.

Frictions hydrargyriques.

Dans sa marche, la syphilis des enfants est extrêmement variable. Toutefois, nous croyons qu'elle offre moins de variations que chez l'adulte. Il est remarquable de voir que les observations, où la persistance des syphilides secondaires est notée, montrent que l'éruption continue pendant un laps de temps quelquefois très-considérable.

Au bout de combien de temps peut-on noter encore l'existence de manifestations appréciables chez l'enfant contaminé ? Il est difficile de répondre à cette question. Cependant nous avons recueilli dans le service de M. J. Simon une observation qui peut donner quelques renseignements sur ce sujet. Il s'agit d'une petite fille de 9 ans qui, depuis l'âge de 3 ans 1/2, c'est-à-dire depuis cinq ans et demi était syphilitique, et n'avait subi aucun traitement.

Obs. XII (Personnelle). — Syphilis acquise, ancienne (cinq ans 1[2) chez une petite fille de neuf ans.

Petite fille de 9 ans, amenée à la consultation par sa mère, âgée de 34 ans.

Le père et la mère n'avaient jamais eu d'accidents vénériens d'aucune sorte, lorsqu'en 1871, après la guerre, le mari prit un chancre. Il ne suivit pas de traitement régulier. Le chancre cependant disparut, et ne fut suivi, paraît-il, d'aucun accident. Cette même année, sa femme fut prise d'un léger écoulement sans avoir vu survenir aucun bouton aux parties génitales. C'est en 1873 seulement que la vulve se couvrit de plaques muqueuses. Bientôt cette jeune femme en eut aux lèvres, sur la langue et sur les piliers du voile du palais. Elle alla consulter dans un hôpital et prit alors, mais pendant peu de temps, ainsi que son mari, des pilules de protoiodure de mercure. Elle nous dit qu'elle a encore quelques boutons aux parties génitales externes. Les cheveux sont tombés. Elle éprouve souvent des douleurs de tête très-vives, mais pas plus prononcées la nuit que le jour. Elle nourrit actuellement au sein un enfant de 5 mois, qui est d'apparence chétive, et qui, depuis quelque temps, n'engraisse pas. Cet enfant a eu, dès sa naissance, du coryza, il sifflait du nez, et souvent un peu de sang s'écoulait par les narines. Il porte aux fesses, et à la vulve, une éruption mal caractérisée, mais qui, cependant, paraît syphilitique.

La petite fille de 9 ans, celle qui nous intéresse, est née avant la maladie du père. Elle s'est bien portée jusqu'à l'âge de 3 ans et demi; Elle a été nourrie au sein. *A 3 ans et demi, elle aurait eu des plaques muqueuses aux lèvres*; à 5 ans, à l'anus et à la vulve. Elle n'a suivi aucun traitement, actuellement elle a des plaques muqueuses sur les bords de *la langue*; santé assez bonne.

N. B. — La syphilis daterait de cinq ans et demi déjà.

Ce fait nous paraît important et méritait d'être signalé. Pendant cinq ans et demi, une enfant contaminée, à l'âge de 3 ans 1/2, est restée en dehors de tout traitement, et, au bout de ce temps, des syphilides muqueuses se produisaient encore de temps à autre aux différentes régions privilégiées.

Un point intéressant à noter dans l'évolution des manifestations syphilitiques chez l'enfant, c'est la fréquence de lésions ulcéreuses à l'anus ou à la vulve. Dans ces points soumis à des frottements, à des pressions incessantes, continuellement irrités par les liquides de la région, les plaques muqueuses deviennent souvent exubérantes et peuvent s'ulcérer. L'observation suivante résumée montre ces différents caractères déjà facilement appréciables trois mois environ après le début de la maladie.

Obs. XIII. (M. Letulle (1)) — Chancre induré de la grande lèvre droite chez un enfant de vingt mois. Accidents secondaires.

L... (Jeanne), née le 25 octobre 1873, entre le 24 août 1875 dans le service de M. Parrot, aux Enfants-Assistés. Cette petite fille était depuis quelques jours déjà dans l'hospice lorsqu'on s'aperçut de la présence d'une *écorchure* aux parties.

A la face interne de la grande lèvre droite, à 1 centimètre à peine au-dessous du clitoris, on aperçoit une ulcération parfaitement arrondie, large d'un centimètre environ. Les bords en sont réguliers, saillants, lisses et aplatis: ils offrent une teinte rosée. Le centre de l'ulcère est d'un rose pâle, mêlé de tons jaunâtres clairs. Ces points jaunes correspondent à certaines régions un peu plus saillantes. L'aspect général de l'ulcération est tomenteux, finement granuleux. D'une façon générale la plaie est superficielle et légèrement suintante.

En saisissant entre les doigts la masse ulcérée, on trouve à peine une légère induration sous-jacente. Pas d'œdème de voisinage.

Dans le pli inguinal droit, on voit et l'on sent parfaitement, faisant saillie au-dessous des téguments soulevés, un énorme ganglion horizontal, mobile sur les parties profondes et sous la peau. Il atteint le volume d'une grosse amande et ne paraît pas douloureux. Dans l'aine gauche, un petit ganglion de la grosseur d'une petite noisette, très-dur.

Aucune éruption cutanée. Rien au pourtour de l'orifice anal. Pas de ganglions cervicaux. Rien dans la bouche.

L'aspect de l'ulcération, son siége à la partie supérieure et interne de la grande lèvre, son étendue, sa forme, son isolement constituent autant de signes qui permettent d'établir le diagnostic chancre induré de la vulve. L'adénopathie inguinale confirme encore cette hypothèse.

(1) Loc. cit., obs. V.

Toutes les informations prises se réduisent aux renseignements suivants. La mère de l'enfant est employée à la Halle. Elle place dans la journée la petite chez un gardien d'enfants qui, moyennant un modique salaire, se charge de surveiller et de soigner les petits êtres qu'on lui confie. La mère s'est aperçue de la plaie il y a quelques jours seulement.

La petite fille est un peu pâle ; elle est fort intelligente, très-vive, marche déjà seule ; elle est très-caressante. On la met à la liqueur de Van Swieten. Iodoforme sur la plaie.

28 août. Dès le surlendemain le chancre avait déjà changé d'aspect. Il marche rapidement vers la cicatrisation.

3 septembre. *Il y a neuf jours* que l'enfant a été soumise au traitement. Aujourd'hui, *la cicatrice est complète*. Elle offre une teinte rose violacé ; elle est déprimée à son centre. On trouve encore au-dessous de la cicatrice une induration appréciable. Le ganglion inguinal n'a pas changé.

Le 5. La cicatrice reste déprimée à son centre. Elle est lisse, luisante, solide.

L'enfant est reprise par sa mère

Malgré le grand intérêt qui s'attachait à cette observation, le départ précipité de l'enfant la rendait sinon incomplète, du moins inachevée. Le hasard, cependant, ramenait six semaines après la même petite fille dans les salles de M. Parrot.

14 octobre. L... (Jeanne) rentre dans le service. Elle se présente aujourd'hui dans l'état suivant : éruption généralisée à toute la surface tégumentaire. Les membres inférieurs sont le siége d'une éruption de papules brun pâle, très-légèrement saillantes. On peut suivre pas à pas la marche de l'éruption. Elle commence par de petites taches arrondies. Bientôt, l'épiderme se détache par petites lamelles, laissant voir de la sorte une surface lisse, brillante, entourée sur ses bords d'une collerette épidermique dentelée.

Au niveau des fesses, dans les points déclives, les syphilides papuleuses sont plus saillantes, plus colorées, elles ont une teinte brun cuivré. Leur centre est exulcéré et recouvert par des croûtes minces légèrement déprimées. Sur les membres supérieurs, éruption analogue. Les squames épidermiques y sont beaucoup plus nettes. On en retrouve jusque dans la paume des mains. Quelques véritables syphilides crustacées se montrent sur les bras. Sur le tronc, au contraire, on n'aperçoit que de toutes petites macules. La face est également atteinte. Éruption papuleuse au pourtour du menton. Sur le front et dans les sourcils, une dizaine de syphilides crustacées très-saillantes.

Énormes ganglions cervicaux et inguinaux. La cicatrice du chancre est encore très-visible; elle repose encore sur une légère induration. L'enfant est pâle et triste. Elle mange à peine.

La syphilis par contamination directe était donc surabondamment prouvée par cette éruption secondaire. On ne pouvait penser un instant à une syphilis héréditaire. Mais alors comment s'était produite cette contamination? La question surgissait avec tous ses dangers, disons mieux, avec toutes ses menaces.

Dès le premier jour, M. Parrot, remarquant le siége précis du chancre, et tenant compte d'autre part d'un préjugé populaire bien connu, et dont nous avons fait mention plus haut, n'hésita pas à soupçonner ce qui devait être la vérité. Un homme récemment contaminé avait dû se livrer sur l'enfant à une pratique infâme.

L'affaire fit un certain bruit. La mère, interrogée avec soin, indemne de toute lésion spécifique, fit grand tapage. Elle porta plainte. Puis, au bout de quelques jours, elle reprit son enfant et ne donna plus de nouvelles.

Cette observation concorde avec l'opinion exprimée par le Dr Violet (1), au sujet de l'apparition rapide des accidents secondaires. Cet auteur dit même que les manifestations secondaires apparaissent plus vite chez l'enfant que chez l'adulte, et y prennent des allures galopantes.

Quant à la terminaison de la syphilis acquise des enfants, nous n'avons que peu de renseignements en dehors de la syphilis vaccinale. Lorsque l'enfant a été traité, la guérison peut être absolue, définitive; la maladie, guérie, ne laisse aucune trace pendant tout le reste de la vie. Notre petite fille de 9 ans, syphilitique depuis 5 ans 1[2, a été soumise au traitement et aura été rapidement guérie.

(1) Loc. cit.

Il faut toutefois tenir grand compte de l'état général des petits sujets contaminés et de leur âge. La plupart des enfants que nous avons vus, quel que fût leur âge, étaient pâles, anémiés plus ou moins profondément, par cette maladie qui produit des désordres si considérables dans toute l'économie. Nous croyons pouvoir affirmer que les enfants syphilisés sont tous anémiques. Cette anémie plus ou moins considérable est surtout grave lorsqu'il s'agit d'un enfant tout jeune, à peine sevré ou même encore allaité. Pour le Dr Violet (1), la syphilis des petits enfants transmise par la vaccine ou par l'allaitement est infiniment plus bénigne que dans la seconde enfance. Cette bénignité relative de la vérole communiquée dans les premiers temps de la vie se reconnaîtrait encore, d'après lui, à une éruption discrète, bornée à l'existence de syphilides papuleuses et de quelques plaques muqueuses. Chez l'enfant plus âgé, au contraire, la maladie, dans l'intensité de ses manifestations, se rapprocherait de la syphilis des adultes. Nous n'avons pas été à même de constater ces différences si remarquables signalées par l'auteur en question. Tout au contraire, les quelques observations de syphilis acquise chez de tout jeunes enfants nous montrent une vérole souvent exubérante dans ses manifestations. (Obs. V et XIII de M. Letulle.)

Les lésions tertiaires sont bien exceptionnelles, si elles existent, car elles n'ont guère été notées. Telle est l'opinion du Dr Violet dans sa thèse. En effet, les recueils scientifiques sont muets à cet égard. La vérole, développée sur un organisme en voie d'évolution comme l'est celui de l'enfant, se modifie peut-être et disparaît sans doute. Il est curieux de remarquer qu'il n'y a pas, pour cette maladie, une richesse de développement proportionnelle à l'accroissement de tous les tissus. Quant à savoir les transformations

(1) Loc. cit.

que la syphilis acquise peut imprimer, chez l'enfant, aux tissus en voie d'évolution, c'est un sujet d'étude qu'il nous est impossible d'aborder, tous documents faisant défaut. Tandis que la syphilis héréditaire, depuis les belles recherches de M. le professeur Parrot, est connue dans sa marche, dans ses lésions d'évolution, la syphilis acquise n'a pas encore, croyons-nous, pu être suivie.

PRONOSTIC.

Est-ce à dire que l'enfant ne meurt pas de la syphilis ? Il s'en faut de beaucoup, — croyons-nous, — que le pronostic de cette affection soit aussi peu grave qu'on pourrait le croire.

Les enfants jeunes, allaités encore, qui contractent la syphilis, se trouvent au contraire dans les plus mauvaises conditions hygiéniques qu'on puisse imaginer. Dans le cas où la nourrice est la mère, et où l'allaitement ne leur est pas subitement supprimé, ces pauvres enfants n'en sont pas moins fort gênés par les manifestations buccales de la syphilis ; d'autre part, ils sont rapidement anémiés par la maladie qui évolue. Si les soins hygiéniques leur font défaut, si la nourrice leur est retirée, ces malheureuses victimes que l'on ne peut pas confier à une nourrice saine, sont rapidement enlevées par l'athrepsie.—La vérole les a tués indirectement, elle a contribué largement à leur mort ; elle en est la cause véritable.

C'est encore l'état d'anémie profonde, de cachexie où l'enfant tombe, à quelque âge que ce soit, par suite de la vérole, qui explique la fréquence de la mort par une maladie intercurrente. L'obs. V (variole du mémoire de M. Letulle) en est un exemple frappant. — L'observation suivante est également concluante. Les enfants syphilisés sont dans les plus défectueuses conditions hygiéniques; les maladies contagieuses, variole, rougeole, peuvent les envahir et deviendront graves, la résistance du sujet étant déjà fort épuisée par la maladie antérieure.

Obs. XIV. — Syphilis secondaire chez une petite fille de trois ans 1/2. Rougeole. Accidents laryngés graves. Trachéotomie. Mort. (Observation communiquée par M. Petel, interne de service.

L... (Marguerite), âgée de 3 ans 1/2, entre le 2 novembre 1878, salle Sainte-Geneviève, à l'hôpital des Enfants-Malades, dans le service de M. Archambault. Les parents nient tout antécédent syphilitique. Impossible de contrôler autrement la véracité de leurs assertions. Pas de renseignements sur le début, ni l'origine de la maladie ; on sait seulement que cette enfant est soumise depuis vingt jours environ, et sans amélioration, à un traitement par la liqueur de Van-Swieten (12 gouttes seulement par jour).

3 novembre. On constate à l'anus et à la commissure gauche des lèvres des plaques muqueuses déjà modifiées, saillantes, plutôt sèches, ressemblant à des condylomes. Sur la partie postérieure du dos de la langue, existe une large plaque muqueuse, située au niveau du V lingual dont elle représente la forme, et caractérisée par une large surface saillante de deux millimètres, rouge vif, comme dépourvue d'épithélium.

La voix est rauque, et pendant le sommeil on entend à distance un ronflement particulier dû au voile du palais. L'examen de la gorge est impossible à cause de l'indocilité de l'enfant et des mucosités qui masquent immédiatement les parties.

Pas d'éruption cutanée.

Pas d'engorgement ganglionnaire, ni de cicatrices pouvant faire reconnaître l'origine récente de la syphilis.

Traitement : ext. de quinquina, 2 gr. Liqueur de Van-Swieten, une cuillerée à café à prendre en trois fois dans une tasse de lait. Cautérisation au nitrate d'argent des plaques muqueuses.

Le 27. Les plaques muqueuses ont disparu ; l'enfant fait moins de bruit en dormant.

Le 29. Rougeole. On suspend le traitement mercuriel.

1er décembre. Toux rauque, croupale. Pas de blanc dans la gorge, pas de tirage ; quelques râles de bronchite.

Le 3. La gêne laryngée augmente progressivement. Léger tirage. Pas d'angine.

Le 4. A 3 heures du matin, tirage très-prononcé ; anesthésie, rien n'indiquant, malgré le milieu dans lequel se trouve la petite malade, que les troubles laryngés soient de nature diphthéritique ; on les rattache à une laryngite syphilitique aggravée par la rougeole.

Trachéotomie.

Le 8. L'enfant, après un soulagement de quelques jours, succombe à une bronchite généralisée.

Le 9. Autopsie. Larynx. Gonflement au poumon et rougeur des replis aryténo-épileptique. Pas de fausses membranes. Il existe sur les cordes vocales et sur la trachée, surtout au voisinage de la plaie, quelques points jaunâtres, exulcérés. Le reste de la muqueuse est rouge.

Poumons. Lésions de la bronchite. Pas de fausses membranes dans les ramifications bronchiques.

Rien à noter dans le foie, ni les reins.

Nous ne voudrions pas assombrir trop le pronostic de la la syphilis acquise chez l'enfant. Il est certain qu'un enfant contaminé placé dans de bonnes conditions d'hygiène, en dehors de tout foyer d'infection capable de développer en lui une autre maladie contagieuse, comme il arrive dans lss hôpitaux, offrira aux progrès du mal une résistance très-grande. D'ailleurs le traitement, intervenant à une époque quelconque, contribuera à relever les forces du malade.

Au point de vue de l'avenir, rappelons que les enfants syphilisés seraient, une fois guéris, à l'abri de tout accident, et pourraient procréer, sans danger de transmettre à leurs descendants la syphilis héréditaire.

DIAGNOSTIC.

Nous désirons simplement entrer dans quelques considérations au sujet du diagnostic de la syphilis acquise.

Bien différente de la syphilis héréditaire qui peut, ainsi que M. le professeur Parrot l'a bien démontré, rester latente pendant un temps très-long et ne se révéler que par des lésions profondes, viscérales ou osseuses, la syphilis acquise chez l'enfant est toujours plus ou moins visible. Ses manifestations, cutanées ou muqueuses, attirent au bout d'un temps variable l'attention des parents.

Néanmoins des erreurs ont été commises et l'on comprend sans peine quelles graves conséquences une erreur peut avoir en pareille occurrence. Le médecin peut se tromper de deux façons, soit en croyant à l'existence d'une syphilis communiquée qui n'existe pas, soit en méconnaissant l'existence d'une syphilis acquise chez un enfant.

La première cause d'erreur s'explique par l'existence de lésions plus ou moins rares aux organes génitaux ou ailleurs. Rappelons à ce sujet l'observation de Capuron, citée par Briand et Chaudé (179). Il s'agissait d'une petite fille qui rendait par la vulve une mucosité blanchâtre des plus âcres ; les grandes lèvres et le mont de Vénus étaient rouges, gonflés, douloureux. Il y avait même *quelques ulcérations* assez profondes, dont la suppuration ressemblait à l'écoulement vulvaire. Le père et la mère regardaient cet état des organes génitaux comme la suite d'une affection vénérienne. M. Capuron reconnut facilement que cet écoulement et ces ulcérations dépendaient *uniquement d'une affection catarrhale qui régnait alors à Paris.* (C'était à la fin de l'hiver.) En effet un régime convenable rétablit rapidement la santé.

Citons encore l'observation de Biessy (1). Une petite fille qui avait un écoulement fut présentée au Dr Biessy avec un certificat délivré par un des premiers chirurgiens de Lyon, *qui attestait que la maladie avait tous les caractères syphilitiques;* que par conséquent cette enfant avait été déflorée. M. Biessy cherche à rassurer les parents, et eut soin de retirer de leurs mains le certificat si légèrement délivré. Mais, appelé le même jour pour la levée du corps d'un noyé, il retrouva chez le commissaire de police les père et mère de cette petite fille, munis d'un second certificat dénonciatif, délivré par le même chirurgien en termes plus positifs encore que le premier. Requis de donner son avis, M. Biessy repoussa tout soupçon de symptômes vénériens; et M. le maire de Lyon, fortement surpris d'une pareille diversité d'opinions, fit visiter de nouveau l'enfant par cinq médecins, qui, sans avoir connaissance des rapports antérieurs, déclarèrent qu'il n'y avait qu'un simple écoulement muqueux.

C'est donc ici le cas de citer les paroles de Trousseau, rappelées par Depaul (2) : « La syphilis qui frappe l'enfant soulève les plus délicats problèmes. Elle est de ces maladies où l'expérience ne s'improvise pas. Le diagnostic n'y procède pas, le plus souvent, avec la sûreté que donnent les signes pathognomoniques, mais il repose sur la discussion attentive et sur l'examen comparatif des moindres manifestations. »

Lorsque les manifestations locales occupent les organes génitaux, le diagnostic est difficile, il peut être très-embarrassant. Tel est encore le cas bien connu rapporté par Toulmouche (3) et cité par Tardieu. Il s'agissait d'une pe-

(1) Manuel médico-légal, p. 149.

(2) Arch. de Tocologie, 1874, t. II. 321.

(3) Des attentats à la pudeur, etc , 1864. Annales d'hygiène, 2e série, t. XXII.

tite fille de 6 ans environ, chez laquelle on croyait à un viol et à une syphilis communiquée, tandis qu'il existait simplement un ecthyma de la vulve. « On remarquait un ecthyma aux grandes lèvres. Au bout de onze jours, les pustules de l'ecthyma étaient passées à l'état d'ulcérations plus ou moins superficielles. L'écoulement vulvaire avait disparu. »

Rappelons encore qu'on pourrait croire à l'existence d'une syphilis acquise lorsqu'on trouve, comme le signale Tardieu (1) dans un cas, de petites végétations vulvaires produites par l'inflammation de la muqueuse. « La membrane hymen existait sans déchirure. Mais sur sa face externe, ainsi que sur le bord interne des petites lèvres, et à l'entrée même de l'urèthre, se trouvaient cinq *petites excroissances* ayant la forme de végétations granuleuses dont le volume variait depuis celui d'un gros grain de millet jusqu'à celui d'une petite lentille. Elles sont d'un rouge vif et formées aux dépens de la muqueuse, qui du reste n'est pas ulcérée, ni le siége d'aucun écoulement. Les ganglions de l'aine sont le siége d'un engorgement peu considérable. Cette lésion, ajoute l'auteur, était simplement le produit d'une irritation locale très-vive analogue à celle que déterminent des frottements répétés, des attouchements violents, et la tentative d'intromission du membre viril. »

De même pour l'*herpès de la vulve*, Huguier et Legendre ont donné les signes différentiels distinctifs entre les ulcérations syphilitiques et les ulcérations herpétiques de la vulve. Si elles se ressemblent par leur forme arrondie, leurs bords découpés et plus ou moins taillés à pic, par leur fond grisâtre, il n'en est pas moins vrai que la multiplicité, le groupement remarquable et régulier des ulcérations herpétiques ne se rencontrent pas dans l'ulcère syphilitique.

(1) Loc. cit., p. 45.

A la suite d'un attentat à la pudeur, il ne faudrait pas prendre pour des ulcérations spécifiques les *érosions traumatiques* que détermine l'inflammation de la vulve causée par l'irritation locale et les violences directes de l'attentat à la pudeur (Tardieu). Dans ces diverses circonstances, on devra toujours examiner avec le plus grand soin l'état des ganglions inguinaux, rechercher la pléiade ganglionnaire qui ne ferait pas défaut dans le cas de syphilis.

A la face, aux lèvres, l'erreur peut encore être commise : un impétigo de la face persistant au voisinage de la commissure labiale, s'accompagnant d'adénopathie sous-maxillaire si commune chez les scrofuleux, pourrait être pris pour un ulcère syphilitique des lèvres; le plus ordinairement l'impétigo ulcéré, ou les fissures ulcérées des lèvres des scrofuleux, sont bourgeonnants, vasculaires, saignant au moindre mouvement.

L'erreur opposée, qui consiste à méconnaître l'existence d'une syphilis acquise, peut s'expliquer lorsque les manifestations locales, le chancre induré de la vulve ou de l'anus, par exemple, sont encore peu appréciables. L'état général du sujet, qui s'anémie, fait chercher une cause générale de la maladie qui se développe. Une éruption tégumentaire ou muqueuse survenant devra aussitôt faire diriger les cherches du côté des organes génitaux. Dans ce chapitre des erreurs commises, nous croyons pouvoir faire rentrer les cas de syphilis acquise prise pour une syphilis héréditaire. Sans doute les manifestations héréditaires de la syphilis peuvent apparaître à une époque relativement très-éloignée de la naissance, ainsi que M. Parrot l'a montré; mais ces manifestations reculées de la syphilis héréditaire sont des accidents tertiaires (ulcères, gommes, ostéophytes, exostoses, lésions viscérales), tandis que nous avons vu au contraire la syphilis acquise de l'enfant se borner aux accidents primitif et secondaire. Ainsi donc, sitôt qu'on trouvera le *chancre*, le diagnostic n'est pas discutable. Lorsque les plaques muqueuses existeront, les causes d'erreur deviendront bien plus grandes. Aussi croyons-nous ne pas devoir nous associer à l'opinion du Dr Violet (1) qui estime que, lorsque la syphilis acquise de l'enfant est consécutive à un attentat, le médecin se trouve à l'aise pour le diagnostic de la cause. Il n'en est rien. Non-seulement les traumatismes du voisinage, le gonflement et les ecchymoses des organes génitaux font fréquemment défaut, vu l'époque plus ou moins reculée du début des accidents, mais encore le chancre induré, source de tout le mal, peut avoir disparu ou s'être transformé en syphilide muqueuse.

Aussi, les preuves certaines de la syphilis communiquée sont-elles bien rares et bien aléatoires, à notre avis, en dehors des deux circonstances suivantes : 1° l'existence d'un chancre induré dans n'importe quelle région du corps ; 2° les traces d'un traumatisme plus ou moins violent, avec ou sans rupture de l'hymen.

Alors même que la syphilis, communiquée même à une époque très-rapprochée de la naissance, comme le montre l'obs. I, serait nettement établie, il resterait encore à prouver qu'il s'agit d'une syphilis *accidentelle* ou d'un attentat aux mœurs.

Nous bornerons là les considérations médico-légales dans lesquelles nous avons été obligé d'entrer. Et nous croyons pouvoir conclure que, en dehors des difficultés parfois insurmontables que le médecin rencontre de la part des personnes intéressées, il reste encore un grand nombre de causes d'erreur, causes locales, qu'il faut toujours avoir présentes à l'esprit en face d'un cas de syphilis infantile acquise.

(1) Loc. cit.

TRAITEMENT.

Le traitement de la syphilis infantile acquise ne nous arrêtera pas longtemps. Disons seulement que le chancre induré doit être traité énergiquement à cause de sa longue persistance relatée dans plusieurs de nos observations.

Un traitement excellent, recommandé par le professeur Parrot, consiste dans l'application quotidienne de poudre d'iodoforme sur la plaie. Les résultats sont merveilleux et très-rapides. Dans l'obs. (XIII, M. Letulle), le chancre avait disparu au bout de 9 jours.

Les plaques muqueuses réclament, elles aussi, un traitement suivi. Malgré tout, parfois, elles résistent souvent un temps très-long. Dans l'obs. IX elles persistaient encore au bout de onze mois ; dans l'obs. VII, un an après le début du traitement.

Il faut donc agir très-activement. Le médicament le plus employé, et, disons-le, le meilleur de l'aveu de la plupart des médecins d'enfants, c'est la liqueur de Van-Swieten. On la donne par cuillerées à café. Une seule cuillerée suffit au début chez les jeunes enfants. Au bout de quelques mois, comme dans le traitement de la syphilis héréditaire, on peut augmenter la dose, et la porter à deux, trois cuillerées à café par jour. Cependant l'iodure de potassium a été employé également avec succès par M. le Dr Fournier. L'obs. I montre un chancre de la langue guéri en 20 jours chez un enfant de 7 semaines, grâce à 0,15 centigr. d'iodure de potassium par jour. Enfin, les frictions mercurielles ont été employées avec avantage.

Ajoutons, en terminant, que le traitement doit être continué longtemps, sous peine de voir reparaître les accidents secondaires effacés avec plus ou moins de lenteur. La guérison absolue et définitive est à ce prix.

Paris. — A. PARENT, imprimeur de la Faculté de Médecine, rue M.-le-Prince, 29-31.

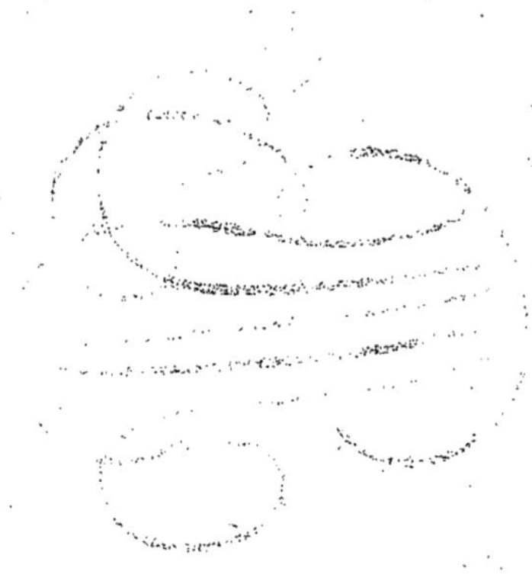

www.ingramcontent.com/pod-product-compliance
Ingram Content Group UK Ltd.
Pitfield, Milton Keynes, MK11 3LW, UK
UKHW020403220726
13923UKWH00004B/1719